TUMEURS OSSEUSES DU COU

LA SEPTIÈME COTE CERVICALE

PAR

Abel PLANET

Docteur en médecine de la Faculté de Paris

PARIS

G. STEINHEIL, ÉDITEUR

2, RUE CASIMIR-DELAVIGNE, 2

1890

TUMEURS OSSEUSES DU COU

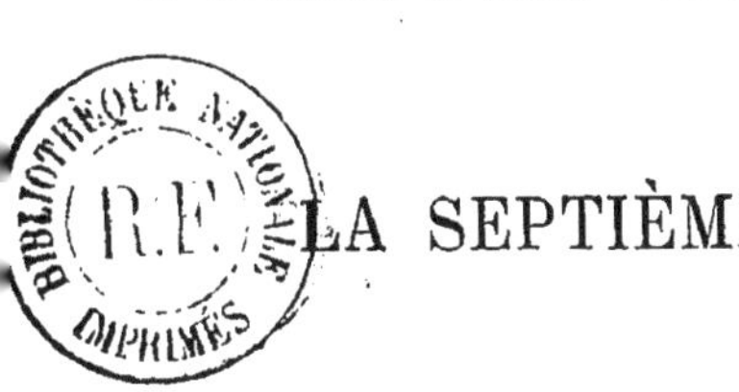

LA SEPTIÈME COTE CERVICALE

PAR

Abel PLANET

Docteur en médecine de la Faculté de Paris

PARIS

G. STEINHEIL, ÉDITEUR

2, RUE CASIMIR-DELAVIGNE, 2

1890

A M. CHARLES PÉRIER

Professeur agrégé de la Faculté de médecine
Chirurgien de l'hôpital Lariboisière

CHER MAITRE,

Permettez-moi de vous dédier ce travail. L'admiration que j'éprouve pour votre talent n'a d'égale que ma profonde reconnaissance pour tous les bienfaits que j'ai reçus de vous.

A. P.

A MON FRÈRE

JEAN PLANET

TUMEURS OSSEUSES DU COU

LA SEPTIÈME COTE CERVICALE

INTRODUCTION

Je me propose d'étudier une anomalie du squelette qui se rencontre assez rarement chez l'homme. J'ai eu l'occasion de l'observer très près de moi : un de mes frères portait à la partie droite du cou une tumeur manifestement osseuse. Je priai mon excellent maître le Dr Périer de vouloir bien l'examiner. Le diagnostic fut qu'on avait affaire à une septième côte cervicale. En raison des difficultés opératoires de la région, cette tumeur aurait été respectée si sa présence n'avait déterminé sur les organes du creux sus-claviculaire, c'est-à-dire les vaisseaux et les nerfs, des phénomènes de compression qui se traduisaient par la douleur, le refroidissement, l'atrophie musculaire. Le malade réclamait une opération.

M. Périer a bien voulu la pratiquer.

Dans une première partie, j'étudierai, au point de vue du développement, la portion du squelette qui nous intéresse ; la colonne vertébrale et les côtes. J'essaierai de montrer, à l'aide de l'anatomie comparée, quelle est l'origine de cet os supplémentaire, quelle est sa valeur philosophique au point de vue de l'évolution des espèces animales et de l'espèce humaine en particulier.

Je passerai ensuite en revue les cas, assez peu nombreux du reste, que j'ai pu recueillir dans les auteurs.

Enfin, je m'efforcerai surtout de rapporter aussi exactement que possible, le cas qui m'est personnel. J'ajouterai quelques considérations sur les difficultés et les périls d'une semblable opération et je dirai comment les chirurgiens de notre temps peuvent braver, grâce à la méthode antiseptique, des complications telles que l'ouverture de la plèvre.

En terminant, j'adresse l'expression de ma profonde gratitude à tous mes maîtres dans les hôpitaux : MM. Dieulafoy, Hayem, Blachez, Périer, Nélaton et Gombault. Je remercie tout particulièrement mon excellent ami Paul Charrier pour la bienveillance et l'intérêt qu'il n'a cessé de me témoigner pendant cette année 1889, où je l'ai eu comme interne dans le service de M. Gombault à l'hôpital Beaujon. Je dois aussi des remerciements à mon ami J. Reboul qui a bien voulu m'aider dans mes recherches bibliographiques et qui s'est chargé de l'examen histologique de la tumeur.

Enfin, nous ne saurions louer comme il convient la bonne grâce et l'affabilité de M. le professeur Mathias-Duval, qui nous a fait le très grand honneur d'accepter la présidence de cette thèse.

Étiologie. — Anatomie comparée.

Pour la clarté du sujet, nous devons rappeler quelques notions d'ostéologie.

Le squelette du cou se compose de la colonne cervicale, qui occupe la partie postérieure.

Cette colonne se continue avec la colonne dorsale et c'est à ce niveau que se trouve l'orifice supérieur de la cavité thoracique, orifice limité en avant par la première pièce du sternum, en arrière par les vertèbres, et latéralement par la première paire de côtes.

La base du cou comprend encore un os, la clavicule qui s'articule en avant avec le sternum et dissimule une grande partie de la première côte.

Les vertèbres cervicales sont au nombre de sept. Leurs apophyses transverses sont percées d'un canal destiné au passage des artères vertébrales. Les vertèbres dorsales sont au nombre de douze et leurs apophyses transverses qui sont pleines s'articulent avec la tubérosité des côtes.

Chaque vertèbre dorsale porte une paire de côtes. Cela fait douze côtes droites, et douze côtes gauches.

Les côtes sont des os plats contournés en forme d'arc. Elles s'articulent en avant avec le sternum ou bien elles restent flottantes.

Au point de vue de leur structure, on les divise en deux parties ; une partie postérieure osseuse, et une partie antérieure cartilagineuse.

Les anomalies dans le nombre des côtes ne sont pas très rares. Il y a des anomalies par défaut et des anomalies par excès. L'anomalie est de plus symétrique ou unilatérale.

Dans les anomalies par défaut, c'est presque toujours la 12e côte qui manque. Le première côte peut n'être pas complète, elle peut être réduite quelquefois à sa moitié postérieure, mais il n'y a pas encore d'exemple de disparition absolue.

Dans les anomalies par excès, la côte surnuméraire est venue se greffer soit sur la colonne cervicale, soit sur la colonne lombaire.

On n'a jamais observé plus d'une côte surnuméraire pour chaque moitié du thorax. L'anomalie s'explique suffisamment par ce fait que la côte surnuméraire a conservé chez l'adulte son indépendance embryonnaire et s'est développée plus que d'habitude, pour s'élever au rang des côtes.

Ceci nous amène à parler du développement des côtes et des vertèbres. Les côtes se développent par un point primitif, et deux points complémentaires : un pour la tête et l'autre pour la tubérosité.

Les vertèbres ont trois points d'ossification primitifs auxquels s'ajoutent plus tard un certain nombre de points complémentaires. Il y a un point complémentaire pour le sommet de chaque apophyse transverse.

La septième vertèbre cervicale, la seule qui nous intéresse ici, présente dans son développement une particularité.

Comme les autres vertèbres, elle a un point d'ossification complémentaire pour le sommet de son apophyse transverse, mais, à l'exception des autres elle présente, et cela constamment, un point d'ossification supplémentaire situé à la base et à la partie antérieure de la même apophyse transverse. Ce point apparaît dans le sixième mois de la vie fœtale et se soude d'ordinaire à la masse de l'apophyse transverse dans le courant de la sixième année. Il correspond à la série des points aux dépens desquels se développent les côtes et mérite pour cette raison le nom de point costal; c'est lui qui en se développant outre mesure et en conservant son indépendance, constitue la septième côte cervicale. La sixième vertèbre cervicale possède fréquemment un point costal analogue. Il en serait de même d'après Hyrtl de la cinquième et de la quatrième.

Nous empruntons ces faits au magnifique ouvrage de M. L. Testut, le *Traité d'anatomie humaine*, 1889.

Nous allons les compléter à l'aide d'un article de M. Raphaël Blanchard, qui a paru dans la *Revue scientifique* de 1885 (1), et de l'article Côtes, du *Dictionnaire encyclopédique*, qui a pour auteur M. V. Paulet. La genèse de la côte cervicale est expliquée. Il s'agit maintenant de montrer les formes et les caractères que peut prendre cette côte et les connexions qui vont s'établir entre elle et les os voisins.

(1) R. Blanchard. *Revue scientifique*, 1885, t. I, p. 724. La septième côte cervicale de l'homme. Leçon professée à l'école d'anthropologie.

M. Blanchard a distingué plusieurs cas :

1° La côte surnuméraire a atteint son plus haut degré de développement, c'est une côte complète.

Le cas a été constaté par Albrecht (1) sur une pièce remarquable trouvée par hasard dans la cour de macération de l'Institut anatomique de Kœnigsberg. La côte surnuméraire siégeait à droite et s'attachait sur le sternum, dans l'espace interposé entre la clavicule et la première côte thoracique ; à gauche on retrouvait des traces manifestes d'une côte surnuméraire, mais celle-ci était loin d'être complète.

2° Le cartilage de la côte surnuméraire est fusionné avec celui de la première côte dorsale, Wenzel Gruber (2) en a relevé six cas.

3° La côte surnuméraire n'est plus représentée que par ses deux extrémités que relie l'une à l'autre un trousseau ligamenteux.

Turner (3) en a rapporté deux exemples.

4° Le trousseau ligamenteux fait défaut : cas de Leboucq (4).

5° La côte cervicale surnuméraire peut se souder par son extrémité antérieure avec la première côte thoracique. L'ensemble, formé alors par la première côte dorsale et le tronçon de côté surnuméraire constitue une côte bicipitale ayant la figure d'un Y.

(1) ALBRECHT. *Liv. jubil. de la soc. de médec. de Gand*, 1884.

(2) W. GRUBER. *Mém. de l'Acad. des sciences de Saint-Pétersbourg*, 1869.

(3) TURNER. *Jour. of Anat. and Phys.* 1883.

(4) LEBOUCQ. *Ann. de la Soc. de méd. de Gand.* 1885.

Ce cas est réalisé assez souvent chez les cétacés, par exemple chez les Balænoptera laticeps ; Delphinus delphis. et Phocæna communis (1).

Chez un certain nombre de mammifères : rongeurs, insectivores, chéiroptères, on constate dans le jeune âge des traces non équivoques de l'extrémité sternale de la septième côte cervicale, représentée par un nodule osseux ou cartilagineux (Gegenbaur et Parker).

Il existe encore des animaux chez lesquels les vertèbres ne sont qu'au nombre de six ; tel est le cas des Cholæpus, parmi les édentés, tel est surtout celui des lamantins, du narval, de la stellère.

Lorsque la septième vertèbre cervicale porte une côte surnuméraire son apophyse transverse est fréquemment dépourvue de canal.

Cette disparition du trou réservé au passage de l'artère vertébrale constitue vraisemblablement un retour à un état antérieur. Jamais les vertèbres dorsales ne présentent un pertuis de ce genre.

Or, s'il est vrai que jadis il y ait eu chez l'homme comme chez la grande majorité des mammifères une paire de côtes portée par la vertèbre que nous appelons actuellement septième cervicale, il est bien évident que celle-ci était alors une véritable vertèbre dorsale.

De plus, la septième vertèbre cervicale des ongulés, des rongeurs, des carnivores, des insectivores, des lémuriens des singes n'a point ses apophyses transverses perforées. On peut expliquer le fait en disant que par suite de la dis-

(1) Van Beneden.

parition moins ancienne de la paire de côtes cervicales, ces animaux n'ont point encore acquis cette disposition protectrice réalisée déjà chez l'homme, qui consiste à abriter l'artère vertébrale dans un canal osseux.

L'ancienne vertèbre dorsale s'est donc transformée peu à peu en une vertèbre cervicale et dans ce but elle a creusé ses apophyses transverses d'un pertuis. Cette vertèbre ressemble d'ailleurs bien plus à celles du dos qu'à celles du cou. C'est aussi l'opinion de M. Sappey.

La longue démonstration qui précède, ajoute M. Blanchard, met donc hors de doute que l'homme ou plutôt l'un de ses ancêtres, ancêtre assurément fort reculé, présentait une paire de côtes sur la vertèbre que nous connaissons maintenant sous le nom de septième vertèbre cervicale. Mais la disparition de cette côte n'est cependant pas tellement ancienne que l'atavisme ne soit capable de la faire parfois réapparaître.

La septième côte cervicale de l'homme constituerait donc un argument de plus en faveur des idées darwiniennes. Ce vestige d'une organisation antérieure servirait pour sa part à combler le fossé qui nous sépare en apparence des autres animaux.

Bien plus, pour M. Blanchard, les choses n'en resteront point là. Il est permis de supposer, dit-il, que la première côte actuelle finira, elle aussi, par subir le sort de celle qui la précédait jadis. Cette hypothèse est parfaitement légitime.

Chez les édentés, le Bradypus cuculliger a quelquefois huit, quelquefois neuf vertèbres cervicales. Le Bradypus infuscatus et le Bradypus tridactylus en ont toujours neuf. Il y a donc chez eux réduction graduelle du nombre des côtes.

On a constaté chez l'homme des cas où la première côte avorte pour ainsi dire : sa partie postérieure se soude avec la deuxième côte. Il y a alors une côte bicipitale. Cette anomalie n'est pas rare.

La prédiction de M. Blanchard pourrait donc être un jour un fait accompli. Et nous assisterions présentement à un acte de cet effort perpétuel de la nature pour adapter les organismes aux conditions diverses du milieu dans lequel ils se développent.

D'après M. Paulet, ce n'est pas une ou deux vertèbres cervicales qui auraient jadis porté des côtes. Pour lui, en principe et typiquement les côtes existent dans toute l'étendue de la colonne vertébrale. On rencontre encore des côtes d'une façon manifeste chez certaines espèces animales dans les régions cervicale et lombaire ; mais alors même qu'elles semblent manquer dans ces deux dernières régions, il n'en faudrait pas conclure qu'elles n'y existent pas, ainsi qu'on serait tenté de le faire après un examen superficiel, et comme l'ont trop souvent avancé les auteurs d'anatomie humaine. Lorsque les côtes cervicales semblent avoir disparu, c'est qu'elles se sont soudées à l'apophyse transverse. Cette fusion explique pourquoi les apophyses transverses cervicales sont bituberculées à leur sommet et pourquoi leur base d'implantation paraît formée par deux lames entre lesquelles on remarque le trou dans lequel s'engagent l'artère et la veine vertébrales. Il est rare que les côtes ne soient pas partout distinctes chez le fœtus.

Chez les poissons, il y a des côtes dans toute l'étendue du rachis. De même chez les ophidiens.

Chez les oiseaux, les côtes cervicales ne restent distinctes que peu de temps après la naissance. Elles se soudent de bonne heure aux apophyses transverses.

Parmi les édentés, l'unau porte deux côtes surnuméraires très peu développées dépendant des huitième et neuvième vertèbres cervicales.

Si au lieu des vertèbres cervicales, nous considérons les vertèbres lombaires, il est une hypothèse admissible et que fait M. Paulet : il considère la ligne blanche comme la continuation du sternum jusqu'au pubis. Les intersections aponévrotiques transversales du muscle grand droit de l'abdomen sont généralement en même nombre que les vertèbres lombaires. Ne peut-on pas supposer qu'elles transformeraient ce muscle en plusieurs intercostaux, si elles devenaient cartilagineuses ou osseuses ?

Certains auteurs n'ont pas hésité à comparer les os des marsupiaux, des didelphes et des monotrèmes à une paire de fausses côtes abdominales.

Nous pouvons donc conclure qu'à une certaine époque de son évolution, l'homme de même que les autres animaux vertébrés, portait autant de paires de côtes qu'il a de vertèbres. Quelques espèces animales n'ont pas dévié de ce type primitif. Mais un certain nombre, au contraire, n'ont conservé des côtes que sur une portion plus ou moins étendue de leur colonne vertébrale. L'homme, un des plus favorisés sous ce rapport, a perdu les côtes cervicales et les côtes lombaires. Il serait même en train de perdre actuellement la première et la dernière des côtes dorsales. La mobilité de ces deux côtes est en effet très restreinte, si tant est qu'elle existe. Or, l'utilité des côtes se mesure aux variations de capacité de la cage thoracique. La nature tend sans cesse à supprimer les organes inutiles.

Cependant, des organes disparus depuis plusieurs générations peuvent tout à coup renaître chez quelques individus, comme le feu, avant de s'éteindre, jette encore quelques dernières étincelles. Mais ces organes portent alors les stigmates de l'erreur qui a présidé à leur naissance. Ils sont difformes, plus ou moins atrophiés; ils peuvent même manquer de symétrie. Si leur présence n'est pas trop incommode, ils peuvent être tolérés. Mais ils provoquent parfois des troubles sérieux, et le chirurgien est alors appelé pour corriger, dans la mesure de ses moyens, ces écarts, ces distractions de la nature.

Historique.

Dans le chapitre précédent, nous avons étudié l'origine de la septième côte cervicale au double point de vue du développement du squelette humain et de l'anatomie comparée. Nous allons compléter cette discussion par l'énumération des quelques cas que nous avons pu rencontrer au cours de nos recherches.

Astley Cooper (1) est l'auteur qui nous donne le premier cas réellement clinique d'une exostose qui, née de la septième vertèbre cervicale et se dirigeant vers la clavicule venait comprimer l'artère sous-clavière. Le pouls radial était supprimé et il se produisit des plaques de sphacèle en plusieurs points du bras.

Rognetta (2) signale l'œdème du bras, des crampes du même membre et des douleurs insupportables.

En 1836, nous trouvons dans les *Bulletins de la Société anatomique* une communication de Boinet (3), qui avait fait l'autopsie d'une femme de 45 ans. Le nombre des vertèbres cervicales était normal. A gauche existait une petite côte d'environ trois pouces de long, se fixant sur le corps de la septième vertèbre cervicale, soudée en

(1) Astley Cooper. *Surgical Essays*, p. 173.
(2) Rognetta. *Gazette médicale*, 1835, 708.
(3) Boinet, *Bull. de la Soc. anat.*, p. 10, 1836.

arrière avec le tubercule de l'apophyse transverse et en avant articulée par son extrémité avec le bord supérieur de la première côte dorsale. A droite existait aussi un tubercule d'un pouce environ qui se confondait avec l'apophyse transverse.

A la suite de cette communication, une discussion s'engage au sein de la Société sur la fréquence des cas de côtes cervicales et sur leur nature qui a paru résulter d'un accroissement de la partie antérieure de l'apophyse transverse, la postérieure conservant ses dimensions.

M. Moret rapporte avoir vu un cas à peu près semblable à celui que présente M. Boinet. Il existait une côte surnuméraire de chaque côté, laquelle s'articulait avec les tubercules des apophyses transverses et avec la première côte dorsale.

En 1837, l'année suivante, Chassaignac (1) présente à la même Société deux exemples de côtes cervicales surnuméraires, toutes deux s'attachant à la colonne vertébrale et s'articulant avec l'apophyse transverse de la septième vertèbre cervicale. L'une d'elles va s'articuler en avant avec la face supérieure de la première côte, l'autre ne s'avance pas autant et fait seulement saillie en dehors de l'apophyse transverse.

En 1848, c'est M. Pascal (2) médecin militaire, qui publie l'observation d'un jeune soldat de 22 ans qui était mort de tuberculose généralisée et à l'autopsie duquel il trouva une côte cervicale droite qui, partant de la

(1) CHASSAIGNAC. Côtes cervicales. *Bull. de la Soc. anat.*, p. 296, 1837.

(2) PASCAL. Côte cervicale chez l'homme. *Recueil de mémoires de médecine et de chirurgie militaires*, 2e série, t. IV, p. 175.

septième vertèbre cervicale et s'articulant avec elle, s'appuyait sur son apophyse transverse droite, puis se dirigeait au-dessus de la première côte près des vaisseaux axillaires qui s'appuient sur cette première côte avant de gagner le bras droit. Cette côte cervicale était retenue vers la première côte par des ligaments.

Et M. Pascal ajoute : « L'existence d'une côte cervi-
« cale chez l'homme est le fait anatomique le plus rare ;
« aussi faut-il noter l'existence de cette côte surnumé-
« raire comme le vestige d'une organisation inférieure
« qui n'a pu se trouver chez l'homme que par l'effet d'une
« analogie extrêmement dépressive. Cette particularité
« d'organisation pourrait par suite expliquer l'imbécillité
« originelle du sujet ».

Cette conclusion nous paraît erronée. M. Pascal a voulu trop prouver. Nous ne croyons pas que cette disposition anatomique entraîne une déchéance intellectuelle. Si cela était vrai, les auteurs qui, comme Mesnard, soutiennent que la septième côte cervicale n'a été observée que dans le sexe féminin, pourrraient en induire que la femme est restée plus voisine que nous des autres animaux et qu'il n'y a pas lieu par suite de s'étonner si elle nous est inférieure au point de vue intellectuel. Or, si la septième côte cervicale a été observée plus fréquemment chez la femme, le cas même de Pascal et le nôtre prouvent que cette anomalie peut tout aussi bien se rencontrer chez l'homme. Il faut voir dans ce fait comme le rappel d'une disposition anatomique antérieure en rapport avec les fonctions de la vie organique, mais sans aucune relation avec les facultés intellectuelles.

Nous trouvons encore dans les *Bulletins de la Société anatomique* pour l'année 1855 une communication de M. Verneuil (1) qui avait trouvé sur un cadavre destiné aux dissections une exostose qui s'élevait de la première côte droite dans l'espace sus-claviculaire où elle comprimait et rejetait en avant et en dedans le plexus brachial. L'artère sous-clavière se trouvait prise entre le scalène antérieur et la tumeur; ni ce vaisseau, ni ceux qui en naissent n'étaient altérés et ne différaient de leurs congénères du côté gauche. Conformément à l'avis exprimé par M. Cruveilhier, M. Verneuil admet que cette exostose n'est que l'exagération d'une disposition normale, une apophyse de l'angle antérieur de la côte et qu'elle sert à l'articulation de cet os avec la septième vertèbre cervicale; l'existence de cette articulation est manifeste. M. le professeur Malgaigne déclare au présentateur avoir réséqué une exostose en tout semblable.

Pour notre part, nous adoptons l'explication de Cruveilhier. Seulement, il ne faut plus dire alors exostose. Il s'agit d'une véritable côte cervicale réduite, comme dans les cas de Leboucq et de Turner, à ses deux extrémités, la portion moyenne faisant défaut.

M. Périer nous a dit avoir vu à Londres, chez Lister, il y a une dizaine d'années, un malade à qui on avait scié la clavicule pour pouvoir aborder une exostose de la première côte. Lister se contenta de libérer les vaisseaux et les nerfs qu'il ramena en avant et en dedans. Il ne toucha pas à l'exostose. Puis il fit la suture osseuse des

(1) VERNEUIL. *Bull. Soc. anat.*, mars 1855, 30e année, n° 3.

deux moitiés de la clavicule. La réunion fut obtenue par première intention. Et l'on voyait, dit M. Périer, deux fils d'argent émerger d'une plaie fermée et cicatrisée. La chirurgie antiseptique venait de naître.

Dans la *Gazette hebdomadaire de médecine et de chirurgie* de l'année 1857, Halberstma note les troubles que peut apporter dans les rapports de l'artère sous clavière la présence de cet os supplémentaire. Il constate que lorsque la côte cervicale atteint cinq à six centimètres ou davantage, elle présente toujours sur sa face supérieure une dépression destinée à recevoir l'artère sous-clavière qui se trouve ainsi reposer sur la côte surnuméraire ; dans ce cas, le muscle scalène antérieur s'insère immédiatement en avant de la dépression en question. Au contraire, lorsque la longueur de la côte cervicale n'atteint pas cinq centimètres, l'artère sous-clavière n'a plus avec elle aucune connexion et passe directement sur la première côte dorsale.

Halberstma fait bien les rapports de la côte cervicale avec les vaisseaux. Mais il y a une chose dont il ne parle pas, c'est le cul-de-sac pleural. Nous verrons plus loin l'importance du voisinage de cet organe, surtout lorsque, comme dans notre cas, la plèvre adhère au bord inférieur de la côte surnuméraire.

Voici maintenant un cas autrement intéressant que tous ceux que nous avons rapportés jusqu'ici. Il s'agit de l'opération faite par le chirurgien anglais H. Coote, le 30 mars 1861, pour une exostose de l'apophyse transverse gauche de la septième vertèbre cervicale.

Observation de Coote

Parue dans *The Lancet*, le 13 avril 1861. Hôpital Saint-Barthélemy.

Exostose de l'apophyse transverse gauche de la septième vertèbre cervicale. — Rapports avec les vaisseaux et les nerfs. — Opération. — Guérison. (Service de M. Coote.)

Un cas très remarquable et nous pourrions presque dire unique dans l'état actuel de la science vient d'être observé récemment à l'hôpital Saint-Barthélemy. C'était une tumeur osseuse du cou chez une jeune femme. Le cas était en tout semblable à celui de la malade du Dr Wilshire, eu égard à la région occupée par la tumeur. Mais cette lésion était d'une nature bien différente et présentait bien plus de gravité. Le diagnostic porté fut : exostose de l'apophyse transverse gauche de la septième vertèbre cervicale. En voici l'histoire en quelques mots :

Charlotte D..., 26 ans, domestique, entrée à l'hôpital le 22 du mois dernier. Elle avait depuis son enfance une grosseur à la partie inférieure du cou, du côté gauche, mais elle n'y fit guère attention qu'à l'âge de sept ou huit ans, époque à laquelle elle se plaignit de mal de gorge. La tumeur a aujourd'hui la dimension d'une grosse noix ; elle est pulsatile, fait une saillie considérable en avant et ses pulsations pourraient être prises pour celles d'une tumeur anévrysmale. Elles proviennent de l'artère sous-clavière; cette artère passe en avant de la tumeur, qui la comprime.

Dernièrement la malade se plaignait de douleurs dans les muscles du bras, au niveau du coude, et la nuit, dans le bout des doigts. On peut sentir le pouls à droite, mais non à gauche ; d'autre part, la santé est bonne, et le teint excellent. Elle a été examinée avec soin par tous les chirurgiens de l'hôpital qui comme M. Coote, furent d'avis d'enlever l'os malade.

L'opération eut lieu le 30 mars, après que la malade eut été anesthésiée.

Après l'opération, M. Coote dit :

« Je viens de faire cette opération avec l'intention d'enlever une tumeur osseuse qui rejetait en avant l'artère sous-clavière et repoussait en haut le plexus brachial. Il en résultait des troubles de la circulation et de la perte de la sensibilité dans la partie correspondante du membre supérieur.

« La malade, jeune, mariée, sans enfants, avait remarqué depuis son enfance une grosseur au-dessus de la clavicule gauche. Cette grosseur s'était accrue peu à peu, sans douleur, et ce n'est que depuis peu de temps, qu'elle était devenue une cause de désordres sérieux, en rendant impossible l'usage de la main et du bras du côté malade. Les principaux traits de ce cas étaient intéressants. Il y avait une tumeur pulsatile bien apparente juste au-dessous de la clavicule gauche, avec hypothermie et atrophie de l'épaule gauche. Les muscles étaient flasques, les mains et les doigts engourdis et livides, les pulsations radiales à peine sensibles ; la malade voulait-elle essayer de saisir quelque objet, il lui semblait qu'elle allait le laisser échapper.

« J'ai à peine besoin de vous dire que ce sont là, sous beaucoup de rapports, les symptômes d'un anévrysme ; mais un examen plus attentif montrait que derrière l'organe pulsatile, qui était évidemment l'artère sous-clavière, se trouvait une exostose dont la base passait profondément entre les scalènes et se dirigeait vers les vertèbres cervicales. Je conclus que c'était un développement de l'élément costal, la côte de la septième vertèbre cervicale car vous savez tous que par analogie le sommet d'une apophyse transverse est « une côte ».

« Comme la tumeur s'accroissait tous les jours et que les symptômes s'accentuaient de plus en plus, mon opinion personnelle, qui est aussi, je pense, celle de tous les collègues qui m'ont fait l'honneur de me donner leur avis, fut qu'il fallait intervenir.

« Mais la région n'était guère favorable pour tenter une intervention sanglante. Les vaisseaux sous-claviers étaient en avant de la tumeur, le plexus brachial au-dessus. D'autre part, le sommet du poumon, recouvert par la plèvre, était d'une proximité dangereuse : sur le scalène, le nerf phrénique ; au niveau de la ligne médiane, les vaisseaux et nerfs importants se rendant à l'extrémité céphalique, ainsi que les vaisseaux vertébraux et le canal thoracique.

« Vous pouvez donc comprendre pourquoi j'avais quelque souci de tenter l'opération.

« Après avoir fait l'incision convenable, je me dirigeai vers la partie postérieure de la tumeur, tout près du muscle trapèze et éloignai les faisceaux nerveux qui étaient aplatis sur sa face supérieure. Je divisai alors le col de la tumeur au point où elle était fixée à la vertèbre, et pensai pouvoir l'extraire. Mais je trouvai qu'elle était aussi fixée par son autre extrémité très probablement à la première côte. En conséquence, j'enlevai la partie la plus saillante et finalement je réséquai les dernières portions de l'exostose avec des pinces de Liston. Il n'y eut pas d'hémorrhagie, mais l'opération fut naturellement pleine d'émotion, car le moindre écart à droite ou à gauche eût pu avoir les conséquences les plus désastreuses pour la malade.

« Depuis l'opération, le pouls n'a pas reparu à gauche ; la plaie se cicatrise bien, et la malade est en pleine voie de guérison. »

Le *Medical Times and Gazette* (1) complète ainsi ce récit :

« Depuis cette opération, le plus grand nombre des symptômes dont se plaignait la malade ont disparu. Les douleurs cessèrent peu à peu dans le bras, qui reprit sa température et sa sensibilité normales, mais lors de notre dernière entrevue avec

(1) 1861, t. II, p. 108.

la malade, le retour des pulsations ne s'était effectué ni dans l'artère humérale, ni dans les artères radiale et cubitale.

« La portion d'os enlevée était plane et courbe, et de la face supérieure naissait une saillie osseuse, sur laquelle les nerfs étaient tendus et aplatis. »

Nous avons tenu à transcrire en entier cette observation vraiment magistrale où l'auteur n'a rien laissé dans l'ombre.

Coote a bien indiqué la préoccupation du chirurgien au moment de porter le bistouri dans une région traversée par des organes si importants. Il a marqué aussi l'émotion qui assaillait son esprit quand son instrument ou son doigt côtoyait les vaisseaux ou le cul-de-sac pleural. Il semble pris de terreur à la pensée qu'il aurait pu ouvrir la plèvre. Nous verrons tout à l'heure que cette éventualité, malgré sa gravité incontestable, n'a plus de quoi effrayer l'opérateur, fort de son habileté de main et sûr de son antisepsie.

Nous n'insisterons pas davantage sur le cas de Coote Quand nous aurons relaté le nôtre, on pourra mieux saisir les nombreux points de comparaison.

Dans ces dernières années, les faits se multiplient. Nous avons déjà parlé des cas de Gruber (1869), de Turner (1883), d'Albrecht (1884), de Leboucq (1885).

Dans une de ses opérations à l'École pratique, Gillette (1) observe sur un sujet masculin, au moment où il pratiquait la ligature de la sous-clavière entre les scalènes, un prolongement dur situé derrière ce vaisseau.

(1) *Dictionnaire encyclopédique.*

La dissection lui révéla qu'on avait affaire à un tubercule osseux anormal, long de 4 cent., développé aux dépens de l'apophyse transverse de la septième vertèbre cervicale et constituant une véritable côte supplémentaire. Et Gillette ajoute : « Le chirurgien qui pendant la vie de cet homme eût eu à pratiquer la ligature de la sous-clavière, n'aurait pu se défendre d'une erreur inévitable, car sentant cette exostose avec la pulpe du doigt il l'aurait prise pour le tubercule de la première côte hypertrophiée et se serait reporté en arrière pour y trouver le vaisseau artériel : or, ce dernier passait en avant, à sa place normale, sur la dépression de la première côte ».

Au mois de juillet 1884, Mesnard soutenait une thèse intitulée : Des exostoses du creux sus-claviculaire, sous la présidence et l'inspiration de M. le professeur Verneuil. L'auteur traite des exostoses qui peuvent provenir de la clavicule, du sternum, de la première côte et de la septième vertèbre cervicale. Et il apporte une observation nouvelle, celle d'une jeune fille de vingt ans, chez laquelle M. Verneuil avait porté le diagnostic suivant ; exostose ostéogénique du tubercule du scalène postérieur gauche.

Il y aurait lieu de se demander si on ne pourrait pas admettre pour cette exostose l'interprétation que M. Verneuil acceptait en 1855, sur l'avis de Cruveilhier, pour un cas analogue dans une communication qu'il faisait à la Société anatomique. Quoi qu'il en soit, voici les symptômes que présentait la malade : engourdissement du bras gauche, fourmillements dans les doigts, douleurs dans la région sus-claviculaire. En hiver, son bras ne pouvait se réchauffer, il devenait plus raide. Il y avait également de l'œdème.

Avant d'opérer, M. le professeur Verneuil s'exprime ainsi :

« Ce n'est pas sans quelque souci que je vais aborder semblable opération.

« C'est en effet une des plus minutieuses, des plus difficiles, des plus dangereuses qu'on soit appelé à faire en chirurgie, si l'on considère le nombre, la situation et l'importance des organes à travers lesquels il faut manœuvrer.

« Il faut ménager les veines de cette région généralement dilatées en pareil cas, et dont la moindre lésion pourrait amener l'introduction de l'air dans les veines, complication que nous croyons cependant pouvoir éviter en allant avec précaution et en n'employant que des instruments mousses comme écarteurs.

« Il faut respecter aussi non seulement l'artère sous-clavière directement en cause, mais encore les branches de cette artère, qui telles que la scapulaire supérieure, la cervicale profonde et surtout la cervicale transverse pourraient être plus ou moins déviées de leur trajet normal par la présence de la tumeur.

« Si l'on se rappelle en outre qu'il va falloir guider l'instrument à travers tous les cordons du plexus brachial et que le voisinage du cul-de-sac pleural supérieur est une menace constante, on pourra se faire une idée de la difficulté d'une pareille opération. »

M. Verneuil ne blessa aucun organe important. La guérison s'effectua assez rapidement.

Les anciennes douleurs dues à la compression et au tiraillement des nerfs disparurent complètement.

On voit que M. Verneuil n'était pas moins inquiet que Coote : avec quelle insistance il énumére toutes les difficultés opératoires ! Lui aussi regarde la blessure de la plèvre comme un accident qu'il faut prévoir et qu'il faut éviter à tout prix. M. Verneuil l'a évité : mais en dehors de son habileté, il a été servi par le hasard. Il est probable que chez sa malade le cul-de-sac pleural ne remontait pas jusqu'à l'exostose ou que tout au moins il n'était pas adhérent à cet os. Chez notre malade, au contraire, la plèvre avait suivi l'augmentation de l'axe vertical du thorax par le fait de cette côte surnuméraire, et elle adhérait au bord inférieur de cet os. On comprend que, les choses étant ainsi, immanquablement si on venait à réséquer la côte cervicale, on ouvrait la plèvre du même coup. Nous allons montrer la conduite que M. Périer a tenue en cette circonstance et le triomphe opératoire qu'elle lui a valu.

Observation personnelle

Tumeur osseuse du creux sus-claviculaire droit, formée par une septième côte cervicale. — Rapports avec les vaisseaux et les nerfs. — Résection de cet os. — Ouverture de la plèvre — Guérison.

Clément P..., 30 ans.

Entré à l'hôpital Lariboisière, salle Ambroise Paré (service de M. Charles Périer) le 4 novembre 1889.

Pas d'antécédents à signaler.

Vers l'âge de douze ans, à la suite d'une chute, le malade eut comme la révélation soudaine que quelque chose d'anormal existait dans son cou, au-dessus de la clavicule droite. Il reconnut lui-même par la palpation que c'était une masse dure, de consistance ligneuse, dont il ne s'expliquait pas la provenance, et les douleurs qu'il commença de ressentir à partir de cette époque, il les regarda comme une conséquence de sa chute. La tumeur était volumineuse, et elle avait poussé absolument sans douleur, à l'insu du malade. Ce fait assez curieux est signalé également par Coote et par Mesnard. « Ce n'est que par hasard, dit ce dernier, soit en se lavant, soit en portant la main dans cette région, soit à la suite d'un faible engourdissement du bras », que les malades découvent brusquement la présence de ce néoplasme.

Pendant de longues années, notre malade a ressenti au-dessus de la clavicule droite une douleur plus ou moins intense, quelquefois atroce, qu'il parvenait à diminuer en pressant fortement le bras droit avec sa main gauche. De plus, il éprouvait dans tout le membre de l'engourdissement, des picotements, et quelquefois, principalement l'hiver, un refroidissement tel, qu'il était obligé de se réchauffer, de fourrer sa main droite sous ses vêtements. Voulait-il alors essayer de saisir quelque objet, il lui semblait qu'il allait le laisser échapper. Du reste, il s'était rendu compte que la puissance de la main droite avait considérablement diminué et quand il avait un effort à déployer, c'est à sa main gauche qu'il le demandait.

La voix s'était insensiblement altérée, si bien qu'à un moment donné, en 1886, un médecin, qu'il avait consulté à ce sujet, lui conseilla les eaux de Cauterets et lui fit part de ses craintes.

Cependant, l'état général demeurait satisfaisant.

Quand on procède à la palpation du cou, on arrive très aisément à sentir au-dessus de la clavicule droite une tumeur immobile du volume d'une grosse noix, se prolongeant en arrière, ayant la consistance et la dureté de l'os, non douloureuse à la pression.

Au-dessus de la clavicule gauche, il existe une tumeur semblable, très accessible comme la première, quoique plus profonde ; mais elle a un volume moitié moindre, et sa présence n'a pas déterminé de compression appréciable.

A l'inspection, la face antérieure du cou présente un aspect particulier : sa base est élargie, son diamètre transversal est augmenté ; au-dessus des clavicules on aperçoit très nettement la saillie formée par les deux tumeurs, surtout par celle qui siège à droite.

Il est facile de s'assurer que ces tumeurs ne dépendent ni de la clavicule, ni de l'os hyoïde, ni des cartilages du larynx.

D'autre part, il n'y a pas lieu de penser à une ectasie de la sous-clavière, malgré les battements perçus à la surface de la tumeur. L'artère est tout simplement soulevée et reportée en avant.

Nous arrivons donc par exclusion au seul diagnostic rationnel et possible : c'est une tumeur provenant de la septième vertèbre cervicale, ou autrement dit une côte cervicale. Car cet os nouveau se comporte comme une véritable tumeur et il détermine des troubles de compression sur les organes qui traversent normalement cette région, c'est-à-dire sur les vaisseaux et sur les nerfs.

Pour ce qui regarde les vaisseaux, la compression n'est pas très considérable. Le pouls, peut-être un peu affaibli, est cependant nettement perçu. Nous avons vu que, dans le cas de Astley Cooper et de Coote, le pouls radial était supprimé. L'hypothermie du membre peut être due en partie à la compression des vaisseaux, artères et veines ; mais nous croyons que sa principale cause est ailleurs et qu'il faut la chercher dans la compression des nerfs et dans l'atrophie musculaire qui en est la conséquence. Nous avons déjà parlé de l'engourdissement, des fourmillements, des crampes dans la main et dans les doigts. L'atrophie musculaire a été notée par Coote pour les muscles de l'épaule.

Chez notre malade, nous avons pris des mesures et voici les résultats que nous avons obtenus.

L'épaule et le bras droits ne diffèrent pas de l'épaule et du bras gauches.

La circonférence de l'avant-bras, prise à cinq centimètres au-dessous de l'épitrochlée mesure 23 1/2 à droite et 25 à gauche. A quinze centimètres au-dessous du même point, elle mesure 17 à droite et 21 1/2 à gauche.

L'éminence thénar a complètement disparu ; elle est remplacée par un méplat. La main présente cet aspect particulier qu'on appelle main de singe. On dirait le début d'une atrophie musculaire progressive.

La puissance de la main est par suite fortement diminuée. Le dynamomètre donne 45 avec la main droite et 65 avec la main gauche.

Nous nous croyons en droit de rattacher les altérations de la voix à la présence de cette tumeur. On sait que le nerf récurrent forme une anse qui embrasse l'artère sous-clavière droite. La côte cervicale soulève cette artère ; il peut donc se faire que le récurrent ne soit pas épargné et qu'il soit, lui aussi, tiraillé ou comprimé.

La sensibilité cutanée nous a paru intacte.

Il n'y a pas trace d'œdème.

Le malade est examiné par M. Périer d'abord, puis par ses collègues des hôpitaux, MM. Nélaton, Berger, Peyrot.

Enfin, M. Périer se décide à intervenir en allant à la recherche de la tumeur pour la dénuder, la réséquer ou plutôt la raboter, suivant sa pittoresque expression, pensant qu'il suffisait de libérer les vaisseaux et les nerfs sans s'attacher à exciser l'os supplémentaire en totalité.

Opération. — Elle eut lieu le 12 novembre 1889, à huit heures et demie du matin, en présence de MM. Berger, Peyrot et Nélaton.

Ici nous ne pouvons mieux faire que de céder la parole à l'opérateur lui-même, qui a bien voulu nous communiquer ses notes :

« Le malade ayant été préalablement endormi, et la région

« cervicale soulevée par un coussin, je pratique, dans le creux « sus-claviculaire, une incision de sept à huit centimètres, des- « cendant jusqu'à la clavicule en passant par le sommet de la « tumeur.

« La veine jugulaire externe est sectionnée entre deux liga- « tures, et je lie également une branche afférente dont la situa- « tion me gênait. J'arrive aisément sur la rangée des apophyses « transverses cervicales en arrière du scalène antérieur, et je « mets à nu une grosse branche du plexus brachial, ainsi « qu'une artère volumineuse accompagnée d'une collatérale « également fort développée, que nous considérons comme la « sous-clavière et la cervicale transverse. Nerfs et vaisseaux « sont attirés en bas et en dedans à l'aide d'un écarteur.

« Puis je décolle les insertions musculaires en avant et en « arrière de la lame apophysaire exubérante ; je puis ainsi la « mettre facilement à nu sur ses deux faces et sur son bord su- « périeur. Mais en essayant avec le bout de l'index de gagner « la limite inférieure pour dénuder l'os dans tout son contour, « la plèvre qui était adhérente se trouve ouverte. Je résèque un « bon centimètre d'os, et, remettant les parties en place, je puis « constater que le gros cordon nerveux et l'artère sous-clavière « ne sont plus soulevés ni pressés par l'os.

« Comme j'avais conservé les parties molles qui entouraient « l'os, le nerf ni l'artère ne peuvent être blessés par le contact « avec la surface de section osseuse.

« Dans le cours de ces manœuvres, la plèvre librement ou- « verte se remplissait d'air. Pour éviter le va-et-vient de l'air, « nous bouchons l'orifice avec un tampon d'ouate trempé dans « le sublimé et exprimé, pendant que nous plaçons les crins de « Florence destinés à la suture. Avant de serrer les fils et de « fermer la plaie, nous procédons à l'évacuation de l'air en dé- « gageant l'orifice pleural pendant l'expiration et le rebouchant « pendant l'inspiration. Les vomissements chloroformiques « nous viennent précieusement en aide ; et lorsqu'il ne s'échappe « plus d'air pendant l'expiration, nous fermons la plaie, en

« laissant au centre un faisceau de catgut pour drainage. Puis « nous faisons le pansement avec poudre de salol, ouate au « salol et collodion. La plèvre achève de chasser le peu d'air « qu'elle contient encore en produisant un emphysème sous-« cutané limité à la base du cou. »

Le pansement au collodion nous paraît excellent en ce qu'il fait une occlusion parfaite. Grâce à lui, le pneumothorax qui s'est produit par l'entrée de l'air dans la cavité pleurale, ne peut pas augmenter.

Puis, le malade est reporté dans son lit. A ce moment, le facies est cyanosé, la respiration est courte, inégale, suspirieuse.

Le doigt, promené légèrement sur la peau, détermine tout autour de la plaie opératoire, principalement en avant et en dedans, une crépitation fine due à la présence des bulles gazeuses qui constituent l'emphysème sous-cutané.

Quand le malade enfin se réveille, il accuse un point de côté très violent sous le sein droit. La dyspnée déterminée par la douleur est très intense, surtout dans les grandes inspirations. La voix est brève, entrecoupée. Le blessé est haletant, il immobilise instinctivement le thorax pour diminuer la douleur causée par la blessure. Les battements du cœur sont précipités, petits. La face est toujours cyanosée. On est obligé de donner au malade plusieurs oreillers pour le tenir dans une position demi-assise. L'abattement est considérable.

L'auscultation est rendue difficile par les bruits de la bouche. On constate à droite une absence presque complète du murmure vésiculaire. Il n'y a pas de souffle, mais comme un bruit particulier ressemblant à celui que l'on entend en appliquant son oreille sur une conque marine.

La sonorité est normale.

A l'inspection et à la palpation on constate que le côté droit ne se dilate pas et par conséquent ne respire pas.

A onze heures et demie, M. Périer revient auprès du malade. Il nous affirme que tous ces phénomènes où domine l'élément douleur ne tarderont pas à s'apaiser. Il fait donner à son opéré du lait et du champagne glacé.

L'après-midi, la situation est la même.

Mais à huit heures du soir, nous constatons avec bonheur une amélioration vraiment remarquable. La dyspnée a cessé, le point de côté ne se retrouve plus que dans les grandes inspirations. L'emphysème sous-cutané existe toujours. L'opéré reconnaît lui-même qu'il éprouve un grand soulagement, qu'il peut respirer sans difficulté.

On lui fait une injection de chlorhydrate de morphine.

La température est de 38°.

Le lendemain 13 novembre, on remarque une légère teinte subictérique des conjonctives. La langue est blanche.

On ne retrouve plus d'emphysème sous-cutané.

T. le matin, 37°,9.

T. le soir, 38°,6.

Voilà la plus forte élévation de la température. Dès ce moment, le thermomètre n'atteindra plus 38°.

Le 14, en effet, un lavement est donné au malade, qui se plaignait de coliques, et la température pour cette journée est de 37°,2 le matin, et de 37°,8 le soir.

Le 15, 36°,6 le matin et 37°,2 le soir.

Nous sommes au quatrième jour.

Ces résultats se passent de tout commentaire.

Le 17. L'ictère a disparu.

Deuxième pansement. Le faisceau de catgut qui faisait office de drain est retiré.

Le 20. Troisième pansement. On enlève les points de suture.

Le 23. Plus de pansement. La plaie est cicatrisée et complètement fermée.

Le malade quitte l'hôpital. Il y a onze jours qu'il a été opéré.

Les suites de l'opération ont été excellentes. Tous les phénomènes douloureux ont disparu. L'engourdissement se produit encore, mais avec moins d'intensité, quand le malade expose sa main droite à l'air froid.

Quant à l'atrophie musculaire, elle n'a pas disparu par le seul fait de la décompression des nerfs et des vaisseaux. Nous avons déjà dit que, pour nous, le refroidissement et l'engourdissement étaient liés à cette atrophie.

Aussi, nous nous sommes attachés à diriger le traitement dans le but de refaire des muscles. Le malade a pris une douche froide tous les jours, principalement sur le membre droit. Il a soumis ce membre à une gymnastique continue et variée, en soulevant des haltères, en tournant une roue, en se livrant à l'escrime. Les courants électriques ont également été employés.

Voici les résultats que nous avons constatés le 5 janvier 1890 :

L'avant-bras droit qui mesurait 23 1/2 à cinq centimètres au-dessous de l'épitrochlée, mesure actuellement 25 1/2. A quinze centimètres au-dessous, nous avions 17 ; nous avons maintenant 18, tandis qu'à gauche il y a toujours 21.

Ces résultats sont encourageants.

Nous avons la conviction que par un traitement énergique et prolongé, nous parviendrons à restituer à ce membre la puissance qu'il perdait progressivement depuis quinze ans.

Notre ami Reboul a fait l'examen histologique de la tumeur. Il a constaté qu'elle était formée uniquement de tissu osseux. Cela du reste ne faisait pas de doute.

Quelques remarques à propos de cette observation.

Le cas que nous venons de rapporter nous paraît réaliser le type le plus complet, celui décrit par Albrecht et que M. Blanchard range dans la première catégorie. Nous avions affaire à une véritable côte fixée d'une part à la septième vertèbre cervicale, se prolongeant d'autre part fort loin en avant et en bas jusqu'au sternum ou jusqu'à l'extrémité antérieure de la première côte dorsale.

Le cul-de-sac pleural dépassait la première côte, il s'élevait jusqu'à la côte surnuméraire et venait s'insérer à son bord inférieur. La plèvre avait donc suivi la progression de la cage thoracique dans le sens de son axe vertical. Cette disposition nous paraît tout à fait concluante en faveur de l'opinion que nous soutenons, c'est-à-dire que la tumeur est véritablement une côte et qu'elle mérite cette appellation.

Les désordres déterminés par la tumeur osseuse étaient des mieux caractérisés. Le pouls radial n'était pas supprimé, comme dans les cas de Coote et de A. Cooper. Il n'y avait pas non plus d'œdème, comme chez la malade de Verneuil. En revanche, l'atrophie musculaire, à peine signalée par eux, prenait ici le premier rang. Les altérations de la voix par compression du nerf récurrent sont notées pour la première fois.

Nous nous dispenserons de consacrer un chapitre spécial à la symptomatologie. Ce travail, qui nous obligerait à des répétitions, se trouve bien fait dans la thèse de Mesnard.

A propos du traitement, nous dirons quelques mots des accidents opératoires à redouter et des résultats de la méthode antiseptique.

Quand on pratique une opération dans la région qui nous occupe, le chirurgien est constamment ballotté entre deux écueils, les vaisseaux d'une part, le cul-de-sac pleural d'autre part. S'il évite Charybde, c'est pour tomber dans Scylla.

La blessure de la plèvre qui passait autrefois pour une complication sérieuse, n'a pas retardé d'un seul jour la guérison de notre malade. Cela prouve que le pneumothorax ou autrement dit la pénétration de l'air dans la plèvre est un accident sans importance à condition que toutes les précautions antiseptiques aient été prises. Nous sommes donc en droit d'affirmer que le voisinage de la plèvre ne saurait désormais être regardé comme une contre-indication opératoire formelle.

Pouvons-nous en dire autant des vaisseaux ?

Certes, la blessure d'une artère comme la sous-clavière ou la carotide est un accident dont nous ne saurions méconnaître la gravité. La ligature de la sous-clavière par exemple peut entraîner la gangrène du membre. Celle de la carotide a souvent entraîné la mort. D'autre part, la pénétration de l'air dans la veine jugulaire détermine une asphyxie rapide. Ces réserves faites, il faut avouer qu'un chirurgien expérimenté évitera presque sûrement ces gros vaisseaux.

Du reste, voici la communication que faisait M. Périer à l'Académie de Médecine dans la séance du 8 mai 1888 :

« Ligature simultanée de la carotide primitive et de la « jugulaire interne. Guérison.

« On lia au-dessus et au-dessous de la plaie veineuse « la jugulaire interne, puis une ligature fut placée sur « la carotide interne au-dessous de la blessure artérielle. « L'hémorrhagie continuant, on fut forcé de mettre « une ligature sur la bifurcation même de la carotide « primitive et sur l'artère thyroïdienne supérieure. Pas « d'accidents cérébraux. »

De pareils résultats sont faits pour donner confiance.

Ici encore, la contre-indication opératoire ne saurait donc être absolue.

L'habileté du chirurgien est évidemment une condition essentielle du succès. Cependant, dans bien des cas cette habileté risquerait de rester impuissante et vaine, si elle n'est pas soutenue sans cesse par une sévère antisepsie. Les chirurgiens du commencement du siècle étaient la plupart des opérateurs très habiles, alors surtout qu'ils travaillaient sans cet auxiliaire merveilleux qui s'appelle le chloroforme ou l'éther. Et cependant leurs grandes opérations étaient trop souvent de véritables désastres. Pasteur n'était pas encore venu enseigner aux chirurgiens la terrible et mystérieuse puissance des infiniment petits.

La méthode antiseptique est aujourd'hui connue de tous ; on la pratique depuis déjà bon nombre d'années. Pourquoi a-t-elle donné et donne-t-elle encore dans certains milieux des résultats inégaux et contradictoires ? Cela tient certainement à la manière dont on l'applique. Trop de gens croient encore faire de l'antisepsie parce qu'ils opèrent à côté d'un bassin contenant du sublimé ou de l'eau phéniquée.

Chez notre malade, l'ouverture de la plèvre, outre l'asphyxie rapide qui pouvait résulter du pneumothorax, était capable d'entraîner la pénétration dans cette séreuse des microbes pathogènes de la suppuration et de provoquer ainsi une pleurésie purulente. Cela n'est pas arrivé : la fièvre a été absente, et le malade était guéri au bout de huit jours !

Coote avait eu le bonheur de ne blesser aucun organe

important. Il dit, en parlant de sa malade, que la plaie se cicatrise bien et qu'elle est en pleine voie de guérison. L'opération est du 30 mars, et Coote écrit cela le 13 avril, c'est-à-dire quinze jours après.

M. Verneuil également, qui avait vu distinctement le fond de la plaie se soulever et s'abaisser à chaque mouvement respiratoire, évita la blessure du cul-de-sac pleural. Sa malade, qui avait été opérée le 4 juillet, avait une température de 39° tous les soirs, et le 15 juillet elle avait encore un drain dans la plaie.

Les plaies opératoires guérissent donc plus vite aujourd'hui que nos chirurgiens obtiennent la réunion par première intention. Gagner du temps est un avantage, mais ce n'est pas le seul ni surtout le plus sérieux. Empêcher la suppuration, c'est éviter l'invasion de l'organisme par ses pires ennemis, c'est éviter surtout, quand des organes tels que la plèvre et le péritoine sont blessés, des complications redoutables, presque toujours fatales.

Or, ce péril ne peut être écarté que par une antisepsie sévère, minutieuse, je dirai même pointilleuse. C'est en matière d'antisepsie surtout qu'on pourrait répéter : rien de trop.

C'est M. Périer qui nous a initié dans cet art, plus difficile qu'on ne le croit généralement, de la pratique de l'antisepsie. Nous ne négligerons jamais une occasion de lui en faire honneur, si toutefois l'élève n'est pas trop indigne du maître.

CONCLUSIONS

I. — La septième côte cervicale est le vestige chez l'homme d'une organisation antérieure. Cette anomalie s'explique par le développement des vertèbres et des côtes. L'anatomie comparée nous autorise à faire l'hypothèse que primitivement tous les animaux vertébrés comptaient autant de côtes que de vertèbres. La septième côte cervicale constituerait donc un cas d'atavisme.

II. — Cette anomalie n'est pas très rare. Elle s'observe surtout entre quinze et vingt ans. Notre cas, qui est certainement un des plus typiques, détruit l'assertion de Mesnard disant que cette disposition est spéciale au sexe féminin.

III. — Cette anomalie est symétrique. Mais constamment l'une des côtes surnuméraires, aussi bien la gauche que la droite, est moins développée que l'autre, ce qui a fait dire que l'anomalie était unilatérale.

IV. — La septième côte cervicale, quand elle atteint un développement suffisant, se comporte comme une véritable tumeur et détermine des troubles de compression.

V. — Cette tumeur se développe lentement et insidieusement, sans douleur.

A la période d'état, elle se révèle par deux espèces de signes, des signes physiques et des signes fonctionnels. Parmi ceux-ci nous noterons surtout la douleur, le refroidissement et l'atrophie musculaire.

VI. — Le *diagnostic* ne présente pas de grandes difficultés.

Le *pronostic* est subordonné à la gravité des symptômes. La tumeur n'augmente en effet que jusqu'au développement complet du squelette. A partir de ce moment, elle reste stationnaire.

VII. — *Traitement.* Il n'y en a qu'un, le traitement chirurgical.

Difficultés opératoires de la région. Blessure possible des vaisseaux et du cul-de-sac pleural.

L'opération de M. Périer prouve que l'ouverture de la plèvre n'est pas un accident redoutable, à condition qu'on applique rigoureusement la méthode antiseptique.

IMPRIMERIE LEMALE ET Cie, HAVRE

A LA MÊME LIBRAIRIE

IMPRIMERIE LEMALE ET Cie, HAVRE

www.ingramcontent.com/pod-product-compliance
Ingram Content Group UK Ltd.
Pitfield, Milton Keynes, MK11 3LW, UK
UKHW021122230726
13926UKWH00002B/597

9 782014 069389